AF246497

BIBLIOTHÈQUE NATIONALE R. F. IMPRIMÉS

Dépôt Légal
No 108.
1883

DESCRIPTION

B'UN

PHOTOPTOMÈTRE DIFFÉRENTIEL

Par le Dr Aug. CHARPENTIER,
Professeur à la Faculté de médecine de Nancy.

J'ai décrit ailleurs un instrument qui permet de présenter à l'œil au fond d'une boîte complètement obscure, et par conséquent, à l'exclusion de toute lumière étrangère, des surfaces ou objets de forme diverse dont on peut faire varier l'éclairement depuis zéro jusqu'à un certain maximum déterminé par les dimensions de l'appareil (1). Depuis le jour où j'ai exposé le principe et montré le premier modèle de cet instrument (février 1877), j'ai été amené à y apporter différentes modifications, ayant pour objet d'augmenter sa sensibilité, d'étendre le champ des applications et de le rendre en même temps plus précis.

C'est ainsi que j'en ai fait un instrument vraiment scientifique et s'appliquant non seulement aux recherches médicales courantes, mais encore et surtout aux expériences les plus délicates de physiologie visuelle.

Je me propose de décrire aujourd'hui cet instrument sous sa forme actuelle, et avec la dernière modification que j'y ai

---

(1) Voyez : Traité d'Ophthalmologie de Wecker et Landolt, t. 1, p. 531 et 570. Société de biologie, 1877. De la vision avec les diverses parties de la rétine, Arch. de physiologie, 1877. Comptes rendus de l'Académie des sciences, 18 février et 27 mai 1878, 10 février 1879. L'examen de la vision au point de vue de la médecine générale (Doin, 1881), p. 59 et 58.

ntroduite. Je l'ai appelé photoptomètre différentiel, parce
que, grâce à une récente addition, il peut servir à produire et

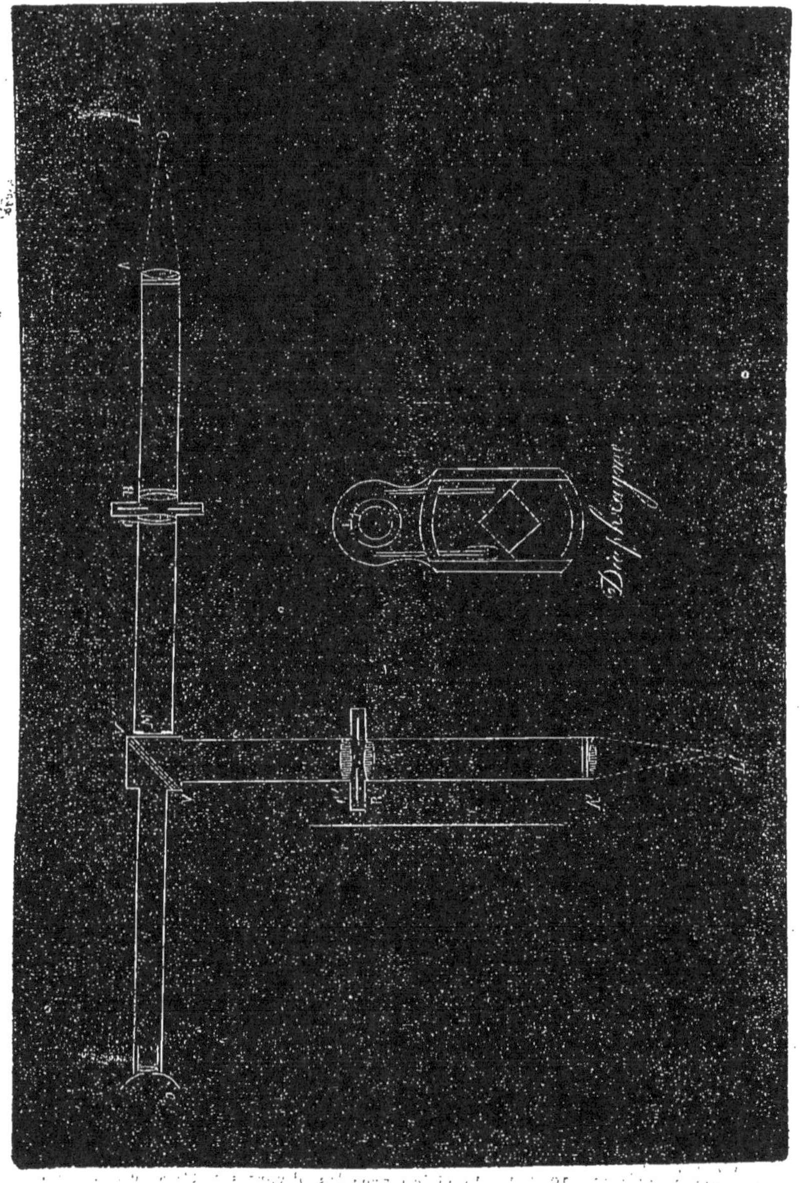

à mesurer des différences d'éclairement aussi faibles que l'on
veut, entre deux surfaces lumineuses contiguës ; il peut aussi

servir à faire des mélanges de couleurs en telles proportions qu'on le désire. En un mot, grâce à cet appareil, on peut non seulement graduer à volonté l'intensité lumineuse de surfaces blanches ou colorées et par suite déterminer la sensibilité de l'œil pour la lumière et pour les couleurs, mais encore mélanger entre elles ou produire à côté l'une de l'autre, et dans des proportions variables ces lumières ou ces couleurs.

1. L'instrument se compose de différentes parties qu'on peut considérer isolément. En se reportant à la figure qui représente une coupe horizontale et un peu schématique de l'appareil, on voit de M à A un tube fermé à sa partie antérieure et à sa partie postérieure par deux verres dépolis. Ce tube est en cuivre, noirci intérieurement; il a un diamètre de 5 centimètres environ. La partie postérieure A est éclairé par une source lumineuse L, sur laquelle nous reviendrons. Au milieu du tube, en C et en B, sont deux lentilles de 6 dioptries chacune, lentilles convergentes, achromatiques, formant sur le verre dépoli M l'image du verre dépoli A. La longueur totale du tube est de 22 centimètres. Entre C et B est pratiquée une coulisse plus large que le tube lui-même et dans laquelle entre à frottement un diaphragme représenté à part. Ce diaphragme se compose essentiellement de deux lames de cuivre glissant exactement l'une sur l'autre, et échancrées de façon à découvrir dans toutes leurs positions une ouverture carrée toujours concentrique à elle-même et concentrique aux deux lentilles C et B. Ces deux lames sont commandées par deux tiges plates d'acier qui se manœuvrent de l'extérieur par la rotation d'un bouton de cuivre au-dessus duquel est une graduation en millimètres. Cette graduation représente l'ouverture du diaphragme, c'est-à-dire la longueur du côté du carré qu'il découvre dans le champ des lentilles. Si donc l'on suppose en L une source lumineuse constante, A aura un éclairement constant; quant au verre dépoli antérieur M, il recevra un éclairement proportionnel au carré libre du diaphragme.

Les verres dépolis A et M sont maintenus par une bague que l'on peut dévisser pour les recouvrir de diaphragmes opaques ou transparents auxquels on aura donné des formes variables.

2. Un détail important est celui-ci : J'avais rencontré tout d'abord de grandes difficultés pour avoir en A un éclairage uniforme ; à quelque distance qu'on éloignât la source lumineuse, le centre du verre dépoli était toujours un peu plus éclairé que les bords. J'ai surmonté cet obstacle de la façon suivante : la source lumineuse L est placée *au foyer principal d'une lentille convergente* fixée immédiatement en contact avec le verre dépoli A ; les diverses parties de ce dernier reçoivent alors toutes le même éclairement. C'est une méthode générale que je recommande à ceux qui désirent disposer de surfaces lumineuses uniformément éclairées : sur toute l'étendue d'un écran qui se trouvera en contact avec une lentille convergente, l'éclairement sera distribué uniformément par une source lumineuse située au foyer de la lentille.

Dans ces conditions, le verre dépoli antérieur M sera toujours uniformément éclairé, quelle que soit l'ouverture du diaphragme médian. Si de cet éclairement on veut n'utiliser qu'une surface donnée, petite ou grande, ronde ou carrée, unique ou multiple, on placera devant le verre dépoli un morceau de papier noir de même diamètre, dans lequel on aura découpé la surface ou les surfaces désirées.

3. Au devant du verre dépoli M est disposée une boîte carrée pouvant s'enlever à volonté pour permettre de placer ou d'enlever les écrans devant M. Cette boîte carrée, dont on comprendra le rôle tout à l'heure, porte en avant et latéralement deux appendices.

L'appendice antérieur est un tube en cuivre, noirci intérieurement, faisant corps avec la boîte carrée, et constituant avec elle un espace complètement fermé et obscur, tant qu'on ne touche pas à l'appendice latéral.

C'est à l'entrée de ce tube, en O, qu'on applique l'œil quand on veut regarder le verre dépoli M dont on pourra faire varier l'éclairement comme on l'a dit. Le tube avec la boîte a une longueur de 20 centimètres. Il se termine en avant par une coquille en forme d'œillère, bordée en drap noir, un peu plus longue sur un bord que sur l'autre, de manière à s'adapter *exactement* à la forme de l'orbite et à ne laisser filtrer aucun jour entre l'œil et la coquille. Cette coquille peut tourner sur elle-même de manière à ce que son bord le plus long cellules reposent directement sur la lame anhiste de la choroïde ; elles diffèrent des éléments analogues des rétines qui parviennent à un état adulte, en ce qu'elles ne présentent pas de prolongements protoplasmiques semblables à ceux qui, chez les autres vertébrés, pénètrent entre les cônes et les bâtonnets.

Comme pour la choroïde, la pigmentation de ces éléments varie suivant les individus et suivant la région que l'on examine ; c'est toujours au pôle postérieur de l'œil que les cellules se trouvent chargées de la plus grande quantité de granulations pigmentaires : quelques-unes ont leur noyau complètement masqué ; sur d'autres, il est encore visible. Toujours est-il que la quantité de pigment diminue à mesure que l'on s'éloigne de l'entrée du nerf optique, que les cellules antérieures en contiennent très peu et peuvent même en être complètement dépourvues.

Au pôle antérieur de l'œil, ces cellules se continuent directement avec celles du feuillet réfléchi qui forme toutes les autres couches de la rétine : c'est la disposition que l'on observe sur les yeux d'embryons de tous les vertébrés, avant la formation de la région ciliaire et de l'iris.

(*Cellules visuelles.*) *Granulée externe.* — Cette couche et les suivantes sont formées aux dépens du feuillet réfléchi de la vésicule oculaire secondaire : les cellules visuelles sont étagées sur deux ou trois rangs ; la rangée externe seule offre des caractères |particuliers.

Généralement ces éléments ont une forme globuleuse, plus ou moins ovoïde ; quelques-uns offrent la configuration d'une pyramide triangulaire dont on aurait arrondi les angles et dont le sommet serait dirigé vers le centre de l'œil. Ce sommet se termine brusquement, et quelquefois on peut apercevoir un fin filament qui en part, qu'on suit jusqu'à la couche sous-jacente, ou plexus basal, sans cependant qu'il soit possible de déterminer la façon dont il se comporte à ce niveau.

Le corps cellulaire des éléments de la rangée externe de cette couche offre la même disposition que les cellules des rangées profondes ; cependant elles sont généralement un peu plus volumineuses, et leur caractère distinctif le plus important est qu'elles présentent à leur extrémité externe un corps hyalin, légèrement granuleux. Ce corps coiffe complètement la cellule; il a la forme d'un bâtonnet très court, ayant quelquefois une longueur égale à celle de la cellule visuelle; généralement sa longueur est moindre et égale à peine la moitié ou le tiers de l'élément qui lui sert de base d'implantation : son diamètre est un peu moindre que celui des cellules visuelles. Ces éléments sont surtout apparents au pôle postérieur de l'œil à l'équateur, leur forme est moins accusée, ils sont plus courts, et on en trouve un certain nombre qui au lieu d'avoir la forme d'un court bâtonnet présentent l'aspect d'une calotte qui couvrirait l'extrémité externe de la cellule. Ces corps sont très facilement altérables et se décomposent en une série de granulations ou plutôt des gouttelettes jaunâtres ayant l'apparence des gouttelettes graisseuses.

Les cellules visuelles cessent à la région antérieure de l'œil au niveau d'une légère échancrure qui sépare cette couche d'un prolongement correspondant à la région ciliaire de la rétine, et qui va rejoindre le feuillet postérieur de la vésicule oculaire. Sur aucune de nos préparations nous n'avons trouvé de traces de la limitante externe.

(*Plexus basal.*) *Granuleuse externe.* — Cette couche, fort peu accentuée chez le Protée, est à peine représentée par un léger interstice séparant les cellules visuelles des éléments de la couche sous-jacente. Cet interstice, difficilement appréciable par place, est pourtant continu, et se reconnaît à la présence d'une substance granuleuse, se colorant légèrement en jaune par l'action du picro-carminate; il est impossible de lui déterminer une structure, et de voir comment les éléments des couches avoisinantes se comportent à ce niveau.

(*Cellules bipolaires et unipolaires.*) *Granulée interne.* — Cette couche correspond à la couche des cellules bipolaires et des cellules unipolaires ; mais à l'état embryonnaire où reste l'œil du Protée, il est impossible de faire une distinction entre ces deux sortes d'éléments. On trouve sept ou huit rangées de cellules analogues comme forme et comme dimensions aux sée par la choroïde. Cette membrane est formée par deux couches. La première externe se trouve être la choroïde proprement dite, constituée par une trame celluleuse lâche contenant des capillaires assez volumineux comme diamètre, mais n'ayant comme paroi qu'une couche épithéliale dont les noyaux font saillie à l'intérieur des vaisseaux : ces noyaux sont un peu moins granuleux et plus petits que ceux des hématies contenues dans les capillaires. Ces vaisseaux reposent directement sur une membrane anhiste, analogue à celle qui existe chez tous les vertébrés ; entre eux et surtout en dehors, dans le tissu cellulaire lâche qui relie la choroïde à la sclérotique, se trouvent de nombreux corps fibro-plastiques pigmentés et une certaine quantité de granulations pigmentaires libres dans les mailles du tissu.

Ces couches, fort nettes à la région postérieure de l'œil, deviennent moins distinctes à partir de l'équateur.

La membrane anhiste est déjà presque inappréciable à ce niveau et cesse aussitôt que l'on dépasse cette région.

Les vaisseaux diminuent aussi de nombre et de diamètre, disparaissent à la région antérieure de l'œil, et la choroïde se trouve alors constituée en cet endroit par une ou deux couches de corps fibro-plastiques tapissant la sclérotique, qui conserve à peu près la même épaisseur sur tout le pourtour de l'œil. La pigmentation de la choroïde est assez variable suivant les individus, mais son maximum d'intensité est toujours au pôle postérieur de l'œil, au pourtour du nerf optique ; elle décroît progressivement, et, sur aucune de nos préparations, nous n'avons vu de granulations pigmentaires au pôle antérieur.

3º *Rétine.* — La rétine remplit toute la cavité formée par ces membranes d'enveloppe. Elle reste à l'état embryonnaire et est formée de deux feuillets qui se continuent directement à la région antérieure : le feuillet postérieur est constitué par l'épithélium rétinien ; l'antérieur formé par l'invagination de la portion antérieure de la vésicule oculaire primitive comprend toutes les couches de la rétine. L'aspect de la rétine varie suivant l'orientation que l'on a donné aux coupes. Si la direction donnée est suivant un plan qui passe

— 4 —

par les pôles de l'œil, c'est-à-dire d'avant en arrière, la rétine
se présente sous forme de deux hémisphères remplissant
toute la cavité oculaire ; si, au contraire, les coupes sont faites
suivant le plan équatorial, on obtient une fente centrale, vir-
tuelle, autour de laquelle toutes les couches de la rétine sont
disposées d'une façon concentrique.

Ces couches sont de dehors en dedans :

1° L'épithélium polyédrique de la rétine ;

2° La granulée externe (cellules visuelles, Ranvier) (1) ;

3° La granuleuse externe (plexus basal) ;

4° La granulée interne (cellules bipolaires et unipolaires) ;

5° La granuleuse interne (plexus cérébral) ;

6° Les cellules ganglionnaires (cellules multipolaires) ;

7° Les fibres d'épanouissement du nerf optique.

Les éléments cellulaires qui composent les diverses couches de la rétine du Protée offrent entre eux des caractères
peu tranchés. Sauf la couche externe des cellules visuelles, il
serait impossible, sur des dissociations et les voyantisolés, de
reconnaître la couche à laquelle ils appartiennent ; tous correspondent à une période embryonnaire que l'on peut déterminer : à cette période, les diverses couches de la rétine sont
distinctes, mais les éléments qui les constituent n'ont pas
encore subi un développement qui permette de les différencier.

En comparant cette rétine à celle d'embryons des batraciens les plus voisins, comme les axolotls et les amblystomes
en général, on peut arriver à déterminer exactement la période à laquelle l'œil du Protée subit un temps d'arrêt dans
son développement et à laquelle il se maintient toute la vie.

Epithélium rétinien. — Cette couche, formée aux dé-
pens du feuillet postérieur de la vésicule oculaire secondaire,
est constituée par un seul rang de cellules plates, ayant un
noyau ovoïde assez volumineux, se colorant par le carmin,
tandis que le corps cellulaire reste incolore et granuleux. Ces

(1) Les dénominations entre guillemets, correspondent à la nouvelle classi-
fication des couches de la rétine, donnée par M. le professeur Ranvier dans son
cours d'anatomie générale (Collège de France) et dans son traité technique d'his
tologie.

soit à droite ou à gauche, suivant qu'on examine l'œil droit ou l'œil gauche. La partie externe de l'orbite est en effet plus enfoncée que la partie interne, et veut être recouverte plus que celle-ci.

Au fond de la coquille, qui est mobile, on peut disposer, suivant l'état de réfraction de l'œil en expérience, des verres convexes, concaves ou cylindriques, ainsi que des diaphragmes circulaires à ouverture plus ou moins large. Il est nécessaire, en effet, pour certaines expériences, d'assurer à l'œil une *adaptation exacte* à la distance de l'objet M.

On peut du reste remplacer le tube et la boîte par un tube analogue plus long ou plus court. L'instrument dont je dispose possède un second tube de 25 centimètres de long au lieu de 20.

4. Sur la partie latérale de la boîte carrée VV' est disposé un troisième tube analogue au premier, portant en A' un verre dépoli éclairé par une lampe L'. Les rayons émis par L' sont réfléchis à angle droit par trois glaces transparentes disposées diagonalement dans la boîte carrée, en VV', et vont tomber finalement sur la partie antérieure du verre dépoli M. Ce dernier peut donc être éclairé à la fois par transparence à l'aide de la source L et par réflexion à l'aide de la source L'.

Les trois lames de verre VV' n'empêchent pas les rayons lumineux venant de M d'arriver jusqu'à l'œil, qui reçoit en même temps de la lumière L et de la lumière L'.

Le tube latéral contient comme le premier deux lentilles convergentes et achromatiques C' et D', disposées de façon à former exactement sur M le foyer du verre dépoli A'. Le champ de ces lentilles est comme celui des premières, réglé par un second diaphragme identique à celui que nous avons décrit et qui est représenté à part dans la figure.

Quand on veut n'utiliser que la lumière fournie par L, on ferme le diaphragme latéral, on enlève le couvercle de la boîte carrée VV' et on ôte les 3 lames de verre (bien qu'on puisse s'en dispenser). On remet ensuite le couvercle, qui clôt exactement la boîte carrée, et on ferme complètement le diaphragme du tube latéral situé entre C' et B'. Le diaphragme CB étant fermé, l'œil adapté en O se trouve alors dans une obscurité complète au devant du verre dépoli M, que l'on peut éclairer, en manœuvrant le diaphragme CB, aussi peu et autant qu'on le désire pour l'expérience.

Si l'on veut au contraire se servir uniquement de la lumière latérale L', on ferme le diaphragme CB, on replace les verres VV' dans la boîte carrée, et en ouvrant le diaphragme C'B' on produit par réflexion sur le verre dépoli M un éclairement uniforme comme le précédent, et que l'on peut graduer à volonté.

Il est bon de remarquer que la lumière réfléchie par les verres dépolis est moins intense que la lumière qu'ils transmettent sous l'influence de la même source. De plus toute la lumière envoyée par le verre dépoli A' n'arrive pas en M, car une partie seulement est renvoyée par les 3 verres, le reste est transmis à travers ces dernières et tombe sur le paroi de la boîte carrée opposée à A'. Cette paroi est noircie, comme nous l'avons dit, mais si mat que soit le noir dont elle est enduite, ce noir réfléchit encore un peu de lumière, qui tombant à 45° sur le paroi antérieure des 3 glaces VV' est renvoyée dans la direction de l'œil, où elle s'ajoute à la lumière qui a éclairé le verre dépoli M. On peut réduire presque à rien cette lumière additionnelle en tapissant la paroi de la boîte carrée avec du drap ou mieux du velours noir. Si au contraire on veut utiliser cette lumière réfléchie pour augmenter l'éclat de M, on remplace ce velours noir par une surface en papier blanc, par exemple, qui réfléchit beaucoup de lumière.

Malgré cela, à sources lumineuses égales, l'éclairement de M par L' est encore plus faible que son éclairement par L, mais on peut au contraire rendre le premier plus fort que le second en remplaçant le verre dépoli M par un écran en papier blanc, qu'on choisira plus ou moins mince suivant les cas, mais toujours de pâte très uniforme.

Je répéterai à propos de la source lumineuse qui éclaire le verre dépoli A' la même chose que pour la source L. En d'autres termes, pour rendre l'éclairement de A' et par conséquent de M aussi uniforme que possible, une lentille convergente est placée devant A', et la lampe L' est placée au foyer principal de cette lentille.

5. L'éclairement fourni par la source lumineuse L ou par

la source L' ne sera pas susceptible de variations si l'on fait usage d'une seule et même lentille. Mais on peut avoir à sa disposition, pour les placer en A et en A', des lentilles de différents foyers, et alors l'éclairement fourni par une même source lumineuse sera d'autant plus fort que le foyer de la lentille sera plus court.

6. Lorsque l'on voudra soumettre l'objet M à l'éclairement de sources lumineuses distinctes, on l'éclairera à la fois par le tube CB et par le tube C'B', et là encore les diaphragmes interviendront pour régler l'intensité de chacune des lumières du mélange.

On comprend que l'on puisse, à l'aide de cet appareil double, mélanger de la lumière blanche et de la lumière colorée ou des lumières colorées entre elles.

7. On peut étudier avec cet appareil la sensibilité différentielle, c'est-à-dire la sensibilité de l'œil pour des lumières contiguës. Pour étudier cette sensibilité, on détermine la plus petite différence relative que l'on doive donner à deux surfaces lumineuses voisines pour les faire distinguer l'une de l'autre.

Pour cela, on découpera dans un morceau de papier noir une ouverture plus ou moins grande, ronde ou carrée, et on placera cet écran derrière le verre dépoli ou le papier blanc M. La surface antérieure de M pourra être éclairée par l'intermédiaire du diaphragme C'B', tandis que sur ce champ uniforme se détachera à un moment donné, si l'on ouvre le diaphragme CB, une petite surface plus éclairée, et dont l'excès de clarté sera aussi faible qu'on le voudra.

On pourra aussi étudier la sensibilité différentielle pour la lumière blanche, pour les couleurs, déterminer l'influence de la surface de l'objet, de l'étendue du champ éclairé, l'influence de l'éclairage, celle de la différence de couleur entre l'objet et le champ, et en un mot toutes les influences diverses, extérieures ou intérieures, qui peuvent modifier la sensibilité différentielle. J'ai déjà commencé cette étude, dont les résultats seront plus tard publiés.

8. Pour une telle étude et pour celle du mélange des couleurs ou des lumières en général, il est indispensable de pouvoir comparer entre elles les intensités des deux sources lu-

BIBLIOTHÈQUE NATIONALE R. F. IMPRIMÉS

mineuses, telles du moins qu'elles sont fournies à l'objet M.
Il faut donc arriver à savoir combien, dans telle expérience,
une division du diaphragme CB vaut de divisions du diaphragme C'B'. Deux méthodes, et même trois au besoin, nous
sont offertes pour cette détermination.

A. Pour commencer par la plus mauvaise, bien qu'elle soit
usitée classiquement en photométrie, on peut employer la méthode du photomètre Bunsen.

Remplaçons l'écran M par un écran de même nature, verre
dépoli identique ou papier blanc, mais en faisant au milieu
une tache d'huile ou de stéarine, ouvrons CB, de deux millimètres, par exemple, la tache paraîtra plus éclairée que le
fond. Rétablissons l'équilibre en ouvrant C'B' jusqu'à ce que
la tache ne paraisse plus sur le fond, ni en blanc, ni en gris;
on admet qu'alors l'éclairement fourni par les deux sources
est le même. Supposons qu'il ait fallu 4 millimètres d'ouverture du diaphragme latéral. On dira alors que 4 millimètres carrés de C B équivalent à 16 millimètres carrés de
C' B'; donc 1 millimètre carré du diaphragme latéral vaudra
4 millimètres carrés du premier.

Mais on remarque que la proportion ne se maintient pas
pour des éclaircissements quelconques, c'est-à-dire pour des
ouvertures quelconques de l'un des diaphragmes. La méthode
est donc mauvaise et elle doit être rejetée.

Mais nous avons deux autres méthodes plus exactes.

B. On peut employer la méthode de photométrie physiologique dont nous avons établi les principes dans un numéro
précédent de ces archives (1). Disposons en avant des 3 glaces
VV' et perpendiculairement à l'axe de la lunette un écran
noir percé de 4 à 5 petits trous d'aiguille de même diamètre
et contenus dans l'étendue d'un carré de 2 millimètres au
plus de côté. Ouvrons CB jusqu'à ce que nous distinguions
ces points nettement les uns des autres (après avoir mis en O
les verres correcteurs appropriés) ; supposons qu'il nous ait
fallu une ouverture de 2 millimètres, par conséquent 4 millimètres carrés. Fermons maintenant CB et ouvrons C' B' jusqu'à distinction des points. S'il a fallu 3 millimètres d'ou-

(1) Voir : Nouvelles recherches sur la sensibilité rétinienne, Arch. d'Ophtal-
mologie, mai-juin 1882.

Kolliker, que cette involution, de même que toute involution embryogénique, est la conséquence d'un développement inégal des éléments qui constituent les divers organes ; on ne peut, en effet, expliquer d'une autre façon la production et l'accroissement des vésicules cérébrales, du corps de Wolff et des conduits de Müller, et les mêmes lois qui président à la formation de ces organes doivent s'appliquer à l'involution de la vésicule oculaire secondaire.

Il nous reste maintenant à déterminer la période exacte de l'évolution embryogénique à laquelle correspond la rétine du Protée. Pour arriver à ce but, il suffit d'examiner des larves d'axolotls et d'amblyostomes à divers âges. Les plus jeunes que nous ayons eues sortaient de leur enveloppe d'albumen et devenaient libres : c'est à cet âge que nous avons trouvé la plus grande similitude. Abstraction faite de l'évolution cristallinienne qui, chez les axolotls, est en voie de se faire à cette époque, si nous ne considérons que la rétine, qui, par suite des diverses évolutions ectodermiques, présente, sur une coupe, et comme chez tous les autres vertébrés, la forme d'un croissant, nous trouvons formées toutes les couches de la rétine, sans qu'il y ait déjà possibilité de différencier les divers éléments qui les constituent. Le plexus cérébral est déjà très accentué ; quant au plexus basal, de même que chez le Protée adulte, il est à peine accusé par une ligne irrégulière, mais continue, formée par une substance granuleuse peu abondante. Enfin le point le plus caractéristique comme similitude est la couche de Jacobson ; chez l'axolotl, les bâtonnets et les cônes commencent seulement à se former ; certaines cellules visuelles sont à peine coiffées à leur extrémité externe d'une calotte constituée par une substance hyaline contenant un noyau petit, mais très réfringent, se colorant vivement en noir par l'action de l'acide osmique et qui, vraisemblablement, est le premier vestige du corps intercalaire des bâtonnets ou des cônes. D'autres éléments sont déjà plus développés et présentent un prolongement conique à la base duquel se retrouve toujours un noyau tel que nous l'avons indiqué.

Nous assistons là aux premières phases du développement des cônes et des bâtonnets ; mais tandis que chez ces batraciens le développement continue et se fait à cet âge avec une grande rapidité, c'est le terme ultime auquel arrive la rétine du Protée.

Un autre point de ressemblance est l'état rudimentaire des éléments de soutènement de la rétine, qui, chez le Protée, comme chez les premiers axolotls, sont à peine apparents. Chez les uns comme chez les autres, les cellules de soutènement ne sont représentées que par quelques filaments très grêles qui traversent directement le plexus cérébral.

En somme, de l'examen de l'œil du Protée, comparé à celui des batraciens les plus voisins, il résulte que la rétine de cet œil persiste, à l'état adulte, à un degré embryonnaire qui correspond chez les axolotls au moment où, chez ces derniers, commencent à se développer les cônes et les bâtonnets.

Si, au point de vue physiologique, nous recherchons les services que peut rendre à un animal un œil aussi rudimentaire, sans préjuger la question qui, pour être résolue, mériterait des recherches spéciales, et en s'appuyant seulement sur la situation profonde de l'œil, sur la structure de la peau à ce niveau, enfin sur l'arrêt de développement des éléments de la vésicule oculaire secondaire, et sur le défaut de tous les organes servant à la réfraction, on peut dire que si cet œil est sensible à l'influence de la lumière, il est absolument impropre à la vision distincte.

Au point de vue morphologique, l'œil du Protée ne peut être comparé à celui d'aucun vertébré ; en effet, chez aucun animal de cette classe, nous ne trouvons d'exemple d'un développement rétinien, sans qu'il y ait apport du feuillet externe pour l'évolution du cristallin. Cette particularité de structure pourrait être rapprochée au point de vue pathologique des monstruosités telles qu'on les a déjà observées dans les cas d'absence congénitale du cristallin ; il serait aussi intéressant d'étudier les poissons aveugles des lacs souterrains qui, bien que considérés comme absolument dépourvus de toute évolution oculaire, mériteraient néanmoins d'être observés de nouveau à cet égard.

Nous sommes heureux, à ce sujet, de citer l'opinion de M. Dareste (1) qui, revenant sur ce sujet, est venu confirmer

____

(1) Dareste. Sur une anomalie de l'œil. (Note présentée à l'Académie des Sciences, 3 juillet 1882.)

cellules visuelles profondes. Comme ces dernières elles sont généralement sphériques ou d'aspect piriforme; le côté le plus effilé est toujours central, de telle sorte que, sur des coupes légèrement obliques, c'est-à-dire passant au-dessus ou au-dessous du nerf optique, elles présentent un aspect imbriqué analogue à la configuration des écailles de certains poissons. Nulle part dans cette couche nous n'avons trouvé de traces des cellules de soutènement ni de leurs noyaux.

(Plexus cérébral.) Granuleuse interne. — Cette couche a une épaisseur notable ; elle est constituée par une substance analogue à celle que nous avons décrite dans le plexus basal, mais qui, par suite de son organisation plus complète, se trouve plus compacte et plus dense.

On peut aussi apercevoir quelques filaments très fins qui la traversent directement et qui semblent être des rudiments des fibres de Muller : ce sont les seules traces de ces éléments que nous ayons trouvées dans la rétine du Protée.

Cellules ganglionnaires. — Placées entre le plexus cérébral et la couche des fibres nerveuses, ces cellules sont disposées sur trois ou quatre rangées ; en moyenne, leur volume est à peu près égal à celui des autres éléments cellulaires de la rétine ; cependant on observe une certaine irrégularité dans leur diamètre. Les unes sont plus petites, d'autres plus volumineuses. La plupart d'entre elles ont une forme globuleuse, et quelques-unes par suite de pression réciproque sont plus ou moins polyédriques. Il est impossible de distinguer des prolongements périphériques multiples analogues à ceux que l'on voit sur des rétines arrivées au terme de leur développement; on ne voit pas non plus de direction régulière de leur extrémité centrale, comme il existe pour les éléments des couches externes de la rétine.

Fibres nerveuses. — Les fibres nerveuses tapissent directement la face interne de la couche des cellules ganglionnaires: cette couche peu apparente à la région antérieure de l'œil va en augmentant d'épaisseur jusqu'à l'endroit où elle perfore la rétine au pôle postérieur de l'œil ; à ce niveau, les fibres des deux hémisphères de la vésicule oculaire se réunissent en un

faisceau unique, qui constitue le nerf optique et traverse directement la rétine ; au niveau de la choroïde, le nerf s'étrangle
pour se renfler aussitôt après et il continue son trajet, enve-
loppé dans la gaine que lui fournit la sclérotique. Entre ses
fibres nerveuses, on trouve de gros noyaux ovoïdes qui sont
assimilables aux cellules de la névroglie.

Les trois couches d'éléments cellulaires de la rétine du
Protée se confondent à la région antérieure de l'œil, au point
où disparaissent le plexus basal et le plexus cérébral; un peu
en avant de cet endroit, deux échancrures, l'une profonde, du
côté interne, l'autre moins appréciable, du côté externe, étran-
glent la rétine, qui à partir de ce niveau n'est plus constituée
que par une bande formée de deux où trois rangs de cellules
qui vont rejoindre le feuillet postérieur de la vésicule oculaire
secondaire; ces éléments de forme ovoïde constituent les seuls
vestiges de la région ciliaire de la rétine.

Comme on le voit, l'œil du Protée est formé exclusive-
ment par la vésicule oculaire et les productions mésodermi-
ques qui contribuent à la constitution de ses membrnes d'enveloppe.

Le cristallin manque, et par suite tous les organes servant
à la réfraction et à l'accommodation; l'iris, les procès ciliaires,
le corps vitré, la chambre antérieure font défaut : on peut alors
se demander comment a pu se faire le refoulement de la vésicule oculaire primive, et son involution en vésicule secondaire
telle quelle existe sur l'animal adulte. Ce refoulement semble
facilement explicable chez les autres vertèbres par l'évolution du
cristallin et surtout par la formation du corps vitré ; dans le
cas présent on pourrait, pour expliquer ce fait, s'appuyer sur
la formation des fibres nerveuses et leur convergence en
un point central, où elles se réuniraient en un faisceau unique
pour constituer le nerf optique ; on trouverait là une preuve
de plus à l'appui de la théorie qui soutient que les fibres nerveuses ont dans leur formation une direction centripète, c'est-
à-dire quelles commencent à se former à partir des éléments
qu'on leur assigne comme terminaux, avant de se réunir en
faisceaux pour gagner les centres.

Néanmoins, cette théorie, qui peut être vraie, ne nous semble pas suffisante, et il paraît plus rationnel d'admettre, avec

verture, et par conséquent 9 millimètres carrés, comme nous savons *qu'il faut toujours le même éclairement pour distinguer les mêmes points*, nous disons que 9 millimètres carrés de C'B' équivalent à 4 millimètres carrés de CB, que par conséquent 1 millimètre carré du diaphragme antérieur vaut 2 1/4 millimètres carrés du diaphragme latéral.

Cette méthode est rigoureuse à un dixième près environ. Le rapport entre les deux diaphragmes est le même pour toutes les ouvertures de ces diaphragmes.

Mais la méthode a surtout le grand avantage de fournir un type de comparaison invariable. En effet, nous avons démontré précédemment (*loc. cit.*) qu'à la distinction d'un même objet correspond toujours le même éclairement minimum. Nous sommes donc en mesure de faire non plus seulement une *comparaison* entre deux lumières, mais encore une *mensuration absolue*, du moment que nous prenons toujours le même objet, dont nous connaissons du reste les éléments, c'est-à-dire le diamètre des points qui le composent.

La méthode suivante n'a pas cet avantage et ne peut nous fournir qu'une évaluation comparative. Il est vrai, d'un autre côté, que les limites d'erreur sont moins étendues ; mais dans notre méthode de photométrie physiologique on peut diminuer de beaucoup ces limites en prenant la moyenne de 5 ou 6 déterminations successives pour chaque diaphragme.

C. La troisième méthode est la suivante : on recouvre le verre A et le verre A' d'un écran opaque en forme de demi-cercle, disposé de telle façon que sur le verre dépoli M une moitié soit éclairée seulement par L et l'autre seulement par L'. On établit l'égalité d'éclat de ces deux moitiés contiguës et l'on prend comme précédemment le rapport entre les surfaces d'éclairement de chaque diaphragme. Cette surface est, comme on le sait, égale au carré de l'ouverture du diaphragme lue en millimètres sur la graduation extérieure.

9. Comme sources lumineuses, la plus constante est une lampe Carcel, qui peut être considérée comme invariable pendant une heure après qu'on l'a allumée. Cependant, comme malgré tout il peut se produire quelque changement d'éclat dans l'une des lampes sans que cela ait lieu dans l'autre, on pourra dans des expériences rigoureuses éclairer les

deux tubes par la même lampe, en la plaçant entre L et L' au sommet de la diagonale d'un rectangle dont les deux côtés seraient le tube MA et le tube MA', et en disposant en A et et en A' deux miroirs inclinés à 45°. Il est évident que de cette façon l'intensité lumineuse est diminuée dans les deux diaphragmes, mais pour certaines expériences cela est plutôt un avantage.

10. Il est tellement vrai que dans certains cas il y a avantage à avoir peu de lumière du côté de la source, que, pour augmenter la sensibilité de mon appareil, j'ai fait construire un troisième tube à lentilles et à verres dépolis que l'on peut, quand cela est nécessaire, adapter en A derrière le tube primitif. Ce second tube graduateur est alors seul éclairé directement par la lampe; il fournit la clarté au verre dépoli A dans une proportion réglée par l'ouverture de son propre diaphragme (1). On comprend combien peut être faible la lumière transmise jusqu'en M. En effet, si on ouvre le diaphragme additionnel de 1 millimètre, on aura en A à peine la millième partie de l'éclairement fourni au verre dépoli placé en regard de la lampe. Si on admet la même proportion pour le tube CB, on voit qu'en ouvrant le diaphragme antérieur de 1 millimètre, on obtiendra en M la millième partie de l'éclairement de A, et par conséquent la millionième partie de l'éclairement du verre dépoli le plus postérieur.

C'est dans ces conditions que l'on peut étudier fructueusement les deux périodes par lesquelles passe la sensation fournie par les couleurs, sensation de lumière brute et sensation chromatique; c'est alors que l'on peut se convaincre que si dans la vision directe, la distinction de ces deux périodes est difficile à faire pour certaines couleurs, telles que le rouge, elle ne manque jamais, surtout quand la sensibilité lumineuse est exaltée par un repos suffisant dans une complète obscurité.

11. C'est avec ce tube graduateur *additionnel* que j'ai pu étudier la sensibilité de l'œil pour des couleurs mélangées de blanc. On conçoit en effet qu'en remplaçant le diaphragme placé entre les lentilles de ce dernier tube par un verre co-

(1) Voir : Comptes rendus de l'Académie des sciences, 27 mai 1878 et 10 février 1879.

loré n'occupant qu'une certaine étendue du champ de ces
lentilles, tandis que le reste laisse passer du blanc dont on
peut régler la proportion à l'aide d'un écran opaque plus ou
moins étendu, on produit sur le verre dépoli un mélange in-
time de lumière blanche et de lumière colorée. Pour étudier
la sensibilité de l'œil pour ce mélange, on ouvre le diaphragme CB jusqu'à ce que l'œil placé en O distingue la couleur, et l'on voit que si le verre coloré a conservé la même
étendue sur le champ de la lentille additionnelle, il faut (entre
certaines limites) toujours la même ouverture de CB pour
faire naître la sensation chromatique. Résultat qui me semble capital pour la théorie des couleurs et la démonstration
de l'indépendance relative qui existe entre la sensation lumineuse brute et la sensation chromatique différenciée (1).

En somme, l'instrument, que je viens de décrire tout en
passant sur certains détails de construction que le lecteur ima-
ginera sans peine, a déjà servi pour l'étude d'un certain nombre de questions dont on ne niera pas l'importance scientifique : étude de la sensibilité lumineuse, de sa valeur à peu
près constante pour les diverses parties de la rétine, de son
augmentation par l'obscuration, distinction de la sensation
lumineuse et de la perception des couleurs, diminution constante de cette dernière du centre à la périphérie de la rétine,
sa constance malgré l'obscuration de l'œil, inertie de l'appareil de la sensibilité lumineuse, inertie différente de la sensibilité chromatique, constance de cette dernière malgré le mélange de lumière blanche, influence de la surface, différente
pour la sensation lumineuse et pour la sensation chromatique, distinction de la sensibilité visuelle, visibilité des points
lumineux, photométrie physiologique, etc.

Cet instrument sert en ce moment à l'étude de la sensibilité différentielle, pour laquelle certains faits importants sont
déjà établis. Je pense que son utilité ne se bornera pas là et
j'espère qu'il servira à démontrer, autant qu'aucun autre,

____

(1) Voir : Le sens de la lumière et le sens des couleurs, Archives d'Ophthalmologie, novembre-décembre 1880.

quelle est l'importance de la méthode dans toute espèce de recherche scientifique.

Je dois des remercîments à M. D. Gaiffe, de Nancy, pour l'aide intelligente qu'il m'a prêtée dans la construction de cet appareil.

Paris. — Typ. de A. Parent, Davy successeur.
29-31, rue Monsieur-le-Prince, 29-31.

www.ingramcontent.com/pod-product-compliance
Lightning Source LLC
LaVergne TN
LVHW010129060726

842524LV00005B/1829